BEI GRIN MACHT SICH IHR
WISSEN BEZAHLT

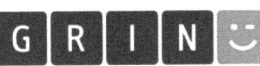

Double Burden of Malnutrition in der Europäischen Union. Deutschland und Belgien

GRIN

Bibliografische Information der Deutschen Nationalbibliothek:

Die Deutsche Nationalbibliothek verzeichnet diese Publikation in der Deutschen Nationalbibliografie; detaillierte bibliografische Daten sind im Internet über http://dnb.d-nb.de abrufbar.

ISBN: 9783346816719
Dieses Buch ist auch als E-Book erhältlich.

Druck und Bindung: Books on Demand GmbH, Norderstedt Germany
Gedruckt auf säurefreiem Papier aus verantwortungsvollen Quellen

Das vorliegende Werk wurde sorgfältig erarbeitet. Dennoch übernehmen Autoren und Verlag für die Richtigkeit von Angaben, Hinweisen, Links und Ratschlägen sowie eventuelle Druckfehler keine Haftung.

Das Buch bei GRIN: https://www.grin.com/document/1328065

FOM Hochschule für Ökonomie & Management Essen

Standort München

Berufsbegleitender Studiengang zum

Bachelor of Arts

6. Semester

Seminararbeit im Modul Gesundheitspolitik

über das Thema

Die Europäische Union und die Double Burden of Malnutrition

Abgabedatum: 30.08.2019

Inhaltsverzeichnis

1. Einleitung

1.1. Problemstellung und Ziel der Arbeit

„Double Burden of Malnutrition" - wörtlich übersetzt heißt dies so viel wie „doppelte Belastung der Fehlernährung". Wirklich viel, kann man sich im ersten Moment nicht darunter vorstellen. Es werfen sich viele Fragen im Zusammenhang mit diesem Begriff auf. Von welcher doppelten Belastung ist hier die Rede? Und wie definiert man Fehl- bzw. Mangelernährung? Wen betrifft dieses Problem also? Die Antworten auf diese Fragen finden sich in der vorliegenden Seminararbeit. Double Burden of Malnutrition betrifft jeden von uns und somit unsere Gesellschaft. Ernährung und die richtige Auswahl an Lebens- bzw. Nahrungsmitteln um unsere Nährstoffe zu decken sind Themen, welche jeden einzelnen von uns tagtäglich beschäftigen sollten. Mit Nahrungsmitteln und den darin enthaltenen Nähr- und Inhaltsstoffen, die wir uns zuführen, können wir unsere Leistungsfähigkeit erhöhen und unser Wohlbefinden steigern. Dies hat auch positive Auswirkungen auf unsere Gesundheit. Oder im Gegenteil, mit ungesunden Lebensmitteln und einer falschen Ernährungsweise können wir unsere Leistungsfähigkeit mindern, unseren Körper in einen Mangelzustand versetzen und als Konsequenz im schlimmsten Fall einen Schaden unserer Gesundheit und ernährungsbedingte Erkrankungen in Kauf nehmen. Doch nur mit vielen leistungsfähigen Individuen gibt es auch eine leistungsfähige Gesellschaft, die gute Arbeit leisten und sich weiterentwickeln kann. Es handelt sich bei „Double Burden of Malnutrition" also um ein gesellschaftliches Problem im Zusammenhang mit der richtigen Ernährung. Diese Seminararbeit setzt sich mit eben dieser Thematik auseinander. Ziel dieser Arbeit, ist verständlich zu erläutern, was sich hinter dem für die meisten Leute unbekannten Begriff der Double Burden of Malnutrition verbirgt, welche Teilbereiche dahinterstecken und wie die Double Burden of Malnutrition in den Ländern der Europäischen Union auftritt und sich auswirkt.

1.2. Methodisches Vorgehen und Aufbau der Arbeit

Beim wissenschaftlichen Arbeiten kann induktiv oder deduktiv vorgegangen werden. In der vorliegenden Seminararbeit hat sich die Autorin für ein induktives Vorgehen entschieden. Beim induktiven Verfahren wird von Einzelbeobachtungen auf das Allgemeine geschlossen. Es wurde recherchiert, Informationen gesammelt und das vorhandene Datenmaterial wurde anschließend analysiert und aufbereitet. Es wurde im Forschungsprozess dazu verwendet, um Strukturen und Zusammenhänge zu beschreiben und sichtbar zu machen. Induktive Verfahren tragen zur Theoriebildung bei.[1] In dieser Seminararbeit wird ferner erforscht, was genau unter „Double Burden of Malnutrition" zu verstehen ist, wie diese charakterisiert ist und wie sich diese in den Ländern der Europäischen Union zeigt und auswirkt. Dafür wird zu allererst der Begriff „Double Burden of Malnutrition" definiert und in seinen Bestandteilen untersucht. Es wird kurz auf die Europäische Union eingegangen und im Anschluss wird die Double Burden of Malnutrition in zwei verschiedenen Ländern der Europäischen Union – beispielhaft für diese – untersucht, genauer beleuchtet und Maßnahmen zur Bekämpfung der Double Burden of Malnutrition analysiert. Hierfür hat sich die Autorin für die Länder Deutschland und Belgien entschieden. Weiter wird zum Schluss ein kurzes Fazit gezogen.

2. Double Burden of Malnutrition

Unter dem englischen Begriff „Double Burden of Malnutrition", der wie anfangs in der Einleitung erläutert wörtlich übersetzt „doppelte Belastung der Fehlernährung" heißt, versteht man einen Nährstoffmangel kombiniert mit Unterernährung, Übergewicht, Fettleibigkeit oder ernährungsbedingten nicht übertragbaren Krankheiten.[2] Während vor einigen Jahren noch Hunger und Unterernährung zentrale Probleme unserer Weltbevölkerung waren, kam nun auch verstärkt die Problematik des Übergewichtes und der Fettleibigkeit sowie deren Folgen hinzu. Inzwischen leben mehr übergewichtige als unterernährte Menschen auf der Erde. Und Probleme aufgrund von Übergewicht und Überernährung haben Infektionskrankheiten wie AIDS und Malaria im Ranking überholt.[3] Mit dem immer weiter wachsendem Überangebot an Nahrungs- und Lebensmitteln, insbesondere in den westlichen Ländern, wächst auch kontinuierlich die Zahl der Übergewichtigen – so auch in den Ländern der Europäischen Union. Nach Schätzungen der Weltgesundheitsorganisation WHO sind 23 Prozent aller Frauen und 20 Prozent aller Männer in der Europäischen Region adipös, also krankhaft übergewichtig.[4] Dass bei starkem Übergewicht auch eine falsche Ernährungsweise die Ursache ist, liegt auf der Hand. Double Burden of Malnutrition betrifft Übergewichtige, genauso wie Unterernährte. Doch auch Menschen, deren Gewicht im unauffälligen Normalbereich liegt, können unter der Double Burden of Malnutrition leiden. Wie genau sich dies äußert wird im Folgenden

---

[1] Vgl. https://www.univie.ac.at/sowi-online/esowi/cp/methodologiesowi/methodologiesowi-14.html [Zugriff 08.08.2019]
[2] Vgl. https://apps.who.int/iris/bitstream/handle/10665/255413/WHO-NMH-NHD-17.3-eng.pdf?ua=1, S. 1 [Zugriff 08.08.2019]
[3] Vgl. *Scherrer, V., Aspalter, R.,* Übergewicht als politische Herausforderung, S. 164

[4] Vgl. http://www.euro.who.int/de/health-topics/noncommunicable-diseases/obesity/news/news/2017/10/world-obesity-day-understanding-the-social-consequences-of-obesity [Zugriff 17.08.2019]

genauer untersucht und erklärt. Zu allererst wird auf den verborgenen Hunger – den sogenannten „Hidden Hunger" – eingegangen und der Begriff der Mangelernährung genauer definiert. Im Anschluss wird noch einmal näher auf Double Burden of Malnutrition, insbesondere aus Sicht der Weltgesundheitsorganisation WHO, eingegangen.

2.1. Hidden Hunger

Hidden Hunger, ins Deutsche übersetzt „verborgener Hunger" liegt vor, wenn man übergewichtig und grundsätzlich gesättigt, aber doch hungrig ist. Dieser Zustand klingt im ersten Moment sehr widersprüchlich und paradox. Doch der verborgene Hunger wird durch die chronische Unterversorgung mit Mikronährstoffen ausgelöst. Es fehlen also wichtige Mineralstoffe, Spurenelemente und Vitamine.[5] Nährstoffe sind essentiell für den menschlichen Körper um gesund, fit und leistungsfähig zu bleiben. Sie werden in Makro- und Mikronährstoffe unterteilt. Makronährstoffe liefern Energie und werden in Eiweiße, Kohlenhydrate und Fette unterteilt. Sie sind wichtig für Prozesse wie Wachstum, Zellerneuerung und die Organfunktion. Neben den Makronährstoffen benötigt der menschliche Organismus aber auch Mikronährstoffe. Die Bezeichnung kommt daher, da diese im Gegensatz zu den Makronährstoffen in deutlich geringeren Mengen benötigt werden. Sie liefern keine Energie, sind aber für den Körper von hoher Wichtigkeit und ebenfalls lebensnotwendig. Zur Gruppe der Mikronährstoffe gehören Mineralstoffe, Spurenelemente und Vitamine.[6] Vitamine sind organische Verbindungen, die für lebenswichtige Funktionen des Körpers benötigt werden, die der Stoffwechsel jedoch zum größten Teil nicht selbst erzeugen kann. Sie müssen deshalb von außen über die Nahrung aufgenommen werden. Vitamine sorgen für einen funktionierenden Stoffwechsel und regulieren und verwerten Makronährstoffe wie Kohlenhydrate und Eiweiße. Vitamine sorgen für die Energiegewinnung und stärken das menschliche Immunsystem. Sie sind unverzichtbar beim Aufbau von Zellen, Blutkörperchen, Knochen, Zähnen und jedes einzelne Vitamin erfüllt eine andere wichtige Aufgabe.[7] Auch Mineralstoffe sind lebensnotwendige Nährstoffe, die der Körper nicht selbst herstellen kann. Darum müssen auch diese von außen mit Hilfe von den richtigen Nahrungsmitteln zu sich genommen werden. Bei den Mineralstoffen handelt es sich um anorganische Substanzen. Sie sind wichtig für die Funktion von Nerven und Muskeln. Zu den bekanntesten Mineralstoffen

---

[5] Vgl. https://www.assmann-stiftung.de/verborgener-hunger-hidden-hunger-ein-problem-nicht-nur-entwicklungslaendern-73/ [Zugriff 18.08.2019]
[6] Vgl. https://www.stiftung-gesundheitswissen.de/gesundes-leben/ernaehrung-lebensweise/welche-naehrstoffe-braucht-der-koerper [Zugriff 18.08.2019]
[7] Vgl. https://www.chemie.de/lexikon/Vitamine.html [Zugriff 18.08.2019]

zählen Natrium, Magnesium, Kalium, Kalzium und Chlorid. Spurenelemente sind nichts anderes als Mineralstoffe. Als Spurenelemente werden die Mineralstoffe bezeichnet, die der Körper in nur sehr geringen Mengen benötigt. Trotz alledem sind auch diese überlebenswichtig. Zwei bekannte, wichtige Spurenelemente sind zum Beispiel Jod und Eisen.[8] Jod beispielsweise ist essentiell für die Bildung von Schilddrüsenhormonen.[9] Fehlt es an diesen wichtigen Mikronährstoffen, so trägt meist eine unausgewogene Ernährung die Schuld daran. Es ist schwer zu glauben, dass in mitten unseres Nahrungsüberflusses ein Mangel entstehen kann. Obst und Gemüse werden in Hülle und Fülle angeboten und die Supermärkte und Geschäfte quellen über vor dem immer größer werdenden Angebot. Und doch ist es Fakt, dass ein großer Teil der Bevölkerung nicht ausreichend Vitamine, Mineralstoffe und Spurenelemente zu sich nimmt.[10] Mangelt es dem Körper an Makronährstoffen, so macht sich das schnell bemerkbar. Anders ist es beim Mangel an Mikronährstoffen. Dieser Mangel äußert sich über einen längeren Zeitraum nicht in klinischen Symptomen. Ein Mangel an Mikronährstoffen bleibt darum oft lange unbemerkt und dies kann fatale Folgen nach sich ziehen, besonders im Kindesalter. Erhalten Kinder in den ersten beiden Lebensjahren eine zu geringe Menge an Mikronährstoffen, erleiden sie im schlimmsten Fall Störungen der körperlichen und geistigen Entwicklung. Darüber hinaus verkürzt sich die Lebenserwartung. Körperliche Anzeichen eines Mikronährstoffmangels bei Kindern wären zum Beispiel ein zu niedriges Gewicht im Verhältnis zur Körpergröße und zum Alter des Kindes oder eine nicht altersentsprechende Körpergröße. Weitere Anzeichen wären ein eingeschränktes Immunsystem, eine Häufung von Durchfallerkrankungen und Nachtblindheit. Geistige Anzeichen wären eine Beeinträchtigung der Gehirnentwicklung und demzufolge auch des Verhaltens, eine begrenzte Lernfähigkeit beim lesen und schreiben und eine verstärkte Anfälligkeit für Ängste und Depressionen. Die mentale Entwicklung ist bei einem Mangel an Mikronährstoffen bei Kindern gestört.[11] Und hierbei handelte es sich nur um die bekannten Folgen des Hidden Hunger. Weitere Folgen sind noch unbekannt. Doch wie kommt es zum verborgenen Hunger? Hidden Hunger resultiert aus einer einseitigen, ungesunden Ernährungsweise. Die Nahrungsmittel weisen eine unzureichende Qualität auf oder sind für bestimmte Bevölkerungsgruppen aufgrund ihrer finanziellen Situation nicht erschwinglich. Die hohe Kindersterblichkeit in den Entwicklungsländern wird in einen direkten Bezug zum Hidden Hunger gesehen. Doch auch in den weit entwickelten Ländern

---

[8] Vgl. https://www.wissenschaft.de/magazin/bdw-redaktion/was-sind-mineralstoffe-und-spurenelemente/ [Zugriff 18.08.2019]
[9] Vgl. https://www.naturheilzentrum-nuernberg.de/lexikon/j/jod/ [Zugriff 26.08.2019]
[10] Vgl. https://www.jopp-online.com/pdf/Einleitung%20und%20Inhalt%20Vitamin%20buch.pdf [Zugriff 18.08.2019]
[11] Vgl. https://www.assmann-stiftung.de/verborgener-hunger-hidden-hunger-ein-problem-nicht-nur-entwicklungslaendern-73/ [Zugriff 18.08.2019]

der Europäischen Union findet man dieses Phänomen. Wobei Übergewicht und Fehlernährung in direkten Zusammenhang mit der Bildung und dem durchschnittlichen Einkommen gesetzt werden. Kinder aus sozial schwächeren Familien erkranken häufiger an Fettsucht oder an ernährungsbedingten nicht übertragbaren Krankheiten wie Diabetes mellitus Typ 2.[12]

2.2. Mangelernährung

Mangelernährung, im englischen „Malnutrition" genannt, ist eine Störung im Gleichgewicht zwischen Nahrungszufuhr und dem persönlichen Bedarf.[13] Wird sich beispielsweise über einen längeren Zeitraum ungesund oder einseitig ernährt, kommt es zu einem Mangel an Nährstoffen. Mangelerscheinungen sind die Folge. Eine Mangelernährung zieht eine Beeinträchtigung der körperlichen und geistigen Entwicklung, ein stark eingeschränktes Wohlbefinden, eine Verminderung der Leistungsfähigkeit und eine Schwächung des Immunsystems nach sich. Die weitere Konsequenz liegt auf der Hand: der menschliche Organismus ist dann anfälliger für Krankheiten und die Lebenserwartung verkürzt sich.[14] Die Weltgesundheitsorganisation WHO unterscheidet zwischen zwei verschiedenen Arten der Mangelernährung. Zum einen die Mangelernährung bedingt durch eine unzureichende Zufuhr an Nahrungsmitteln. Dazu mangelt es an Mikronährstoffen und wichtigen Vitaminen und Mineralien. Es liegt eine „Unterernährung" vor. Dabei gibt es eine weitere Unterteilung. Es gibt drei verschiedene Formen der Unterernährung: im englischen als „wasting", „stunting" und „underweight" bezeichnet. Charakterisiert werden diese durch eine zu geringe Körpergröße für das Alter, ein zu geringes Gewicht für die Körpergröße oder ein zu geringes Gewicht für das Alter. Der Begriff „stunting" meint eine Verkrüppelung und tritt am häufigsten bei Kleinkindern auf. Hier liegt eine zu geringe Körpergröße für das jeweilige Alter vor. Circa 155 Millionen Menschen weltweit leiden darunter. „Stunting" kann verschiedene Ursachen haben. Zum Beispiel chronische Unterernährung, ein schlechter Gesundheits- und Ernährungszustand der Mutter oder schlechte sozioökonomische Bedingungen.[15] Folgen dieser Art der Unterernährung sind kognitive Beeinträchtigungen, eine langsamere motorische Entwicklung und eine verschlechterte Gehirnfunktion.[16] Die zweite Art der Unterernährung ist „wasting". Der Begriff „wasting" bedeutet so viel wie

---

[12] Vgl. https://www.assmann-stiftung.de/verborgener-hunger-hidden-hunger-ein-problem-nicht-nur-entwicklungslaendern-73/ [Zugriff 18.08.2019]
[13] Vgl. Pirlich, M., Was ist Mangelernährung?, S. 575

[14] Vgl. https://das-hunger-projekt.de/informieren/hintergruende/chronischer-hunger/?gclid=EAlalQobChMlz4jdhe-M5AlVRFXTCh13Pg-iEAAYASAAEgLMBPD_BwE [Zugriff 18.08.2019]
[15] Vgl. https://www.who.int/en/news-room/fact-sheets/detail/malnutrition [Zugriff 28.08.2019]
[16] Vgl. https://globalnutritionreport.org/about-malnutrition/ [Zugriff 28.08.2019]

„Verschwendung". Von dieser Art der Unterernährung sind laut der Gesundheitsorganisation WHO weltweit 52 Millionen Kinder unter 5 Jahren betroffen. Hier liegt ein zu geringes Gewicht für die jeweilige Körpergröße vor.[17] Ursache für diese Form der Unterernährung ist, dass nicht genügend Nahrung zu sich genommen wurde. Daraus resultiert das Ungleichgewicht zwischen Körpergröße und Gewicht. Das Sterberisiko dieser Kinder ist besonders erhöht.[18] Die dritte und letzte Art der Unterernährung ist das „underweight", ins Deutsche übersetzt „Untergewicht". Hier liegt ein zu geringes Gewicht für das jeweilige Alter vor. Um dieses für das Alter zu geringe Gewicht festzustellen, wird sich in der Regel am Body-Mass-Index orientiert. Der sogenannte Body-Mass-Index wird mit BMI abgekürzt und ist der Quotient aus Gewicht und Körpergröße zum Quadrat (kg/m²). Liegt dieser unter 18,5 spricht man bei Erwachsenen von Untergewicht. Zwischen 18,5 und 25 befindet man sich bei Erwachsenen im Bereich des Normalgewichtes. Bei einem Body-Mass-Index von über 25 befindet man sich im Bereich des Übergewichtes.[19] Hierbei handelt es sich um die zweite Art der Mangelernährung: die Mangelernährung verursacht durch Übergewicht, Fettleibigkeit und ernährungsbedingte nichtübertragbare Krankheiten wie beispielsweise Herzkrankheiten und Diabetes Typ 2.[20] Unter Übergewicht ist zu verstehen, wenn eine Person für ihre Körpergröße ein zu hohes Gewicht auf die Waage bringt. Die aufgenommene Energie in Form von Nahrungsmitteln und der Energieverbrauch befinden sich in einem Ungleichgewicht. Weltweit sind circa 1,9 Milliarden Erwachsene übergewichtig. Mangelernährung findet sich in jedem Land dieser Erde, auch in allen Ländern der Europäischen Union. Wie in diesem Abschnitt bereits erwähnt gibt es aktuell circa 1,9 Milliarden übergewichtige Erwachsene weltweit. Zeitgleich leben 462 Millionen untergewichtige Erwachsene auf der Erde.[21] Es gibt also mittlerweile mehr übergewichtige, als unterernährte erwachsene Menschen. Mit steigendem wirtschaftlichem Wohlstand lassen sich mehr übergewichtige als unterernährte Menschen finden. Bei den Kindern sind rund 41 Millionen der unter 5-jährigen übergewichtig und 159 Millionen unterernährt und untergewichtig. Es ist nicht unüblich, dass sich Übergewichtige und Untergewichtige in der gleichen Gemeinschaft, im gleichen Land oder sogar im gleichen Haushalt befinden.[22] Und eben weil jedes Land auf der Welt von mehreren Formen der Mangelernährung betroffen ist, ist die Bekämpfung der Mangelernährung in all ihren Formen eines der größten globalen Gesundheitsziele.[23]

---

[17] Vgl. https://www.who.int/en/news-room/fact-sheets/detail/malnutrition [Zugriff 28.08.2019]
[18] Vgl. https://globalnutritionreport.org/about-malnutrition/ [Zugriff 28.08.2019]
[19] Vgl. https://www.adipositas-gesellschaft.de/index.php?id=39 [Zugriff 28.08.2019]
[20] Vgl. https://www.who.int/features/qa/malnutrition/en/ [Zugriff 26.08.2019]
[21] Vgl. https://www.who.int/en/news-room/fact-sheets/detail/malnutrition [Zugriff 28.08.2019]
[22] Vgl. https://www.who.int/features/qa/malnutrition/en/ [Zugriff 26.08.2019]
[23] Vgl. https://www.who.int/en/news-room/fact-sheets/detail/malnutrition [Zugriff 26.08.2019]

2.3. Ernährungsbedingte Erkrankungen

Ein weiterer Teilbereich der Double Burden of Malnutrition sind die Krankheiten, die aufgrund von einer falschen Ernährungsweise entstehen, sogenannte ernährungsbedingte nicht übertragbare Krankheiten, wie zum Beispiel Karies, Herz-Kreislauferkrankungen, Diabetes mellitus, erhöhte Blutwerte und Osteoporose.[24] Gerade bei der Entstehung von Diabetes mellitus Typ 2 zum Beispiel spielen Aspekte wie Übergewicht, Fehlernährung und Bewegungsmangel eine bedeutende Rolle.[25] Häufig werden diese ernährungsabhängigen Erkrankungen bereits im Kindesalter diagnostiziert. Ursache für ernährungsbedingte Erkrankungen sind ungesunde Ernährungsgewohnheiten und negative Trends wie der Verzehr von Zwischenmahlzeiten unterwegs im zu Fuß gehen, das auslassen des Frühstücks und die Veränderung der Familienstruktur.[26] Bestimmte ernährungsabhängige Erkrankungen gehen auch mit Untergewicht einher.[27] Ernährungsbedingte Krankheiten sind in ihrer Entstehung und in ihrem Verlauf immer durch die Ernährung beeinflussbar.[28] Ernährungsabhängige Erkrankungen entstehen, wenn entweder zu viele oder zu wenige einzelne Inhaltsstoffe verzehrt und vom Körper aufgenommen werden. [29]

2.4. Double Burden of Malnutrition

Im Folgenden wird noch einmal zusammenfassend auf die „Double Burden of Malnutrition" eingegangen. Ein besonderes Augenmerk wird auf die Definition der Weltgesundheitsorganisation WHO gelegt. Die Weltgesundheitsorganisation WHO ist im Rahmen der Vereinten Nationen für die öffentliche Gesundheit zuständig.[30] Die Double Burden of Malnutrition ist heute in vielen Ländern der Welt zu beobachten und darum ist es das primäre Ziel der WHO Aufmerksamkeit für dieses Thema zu erregen und nach Maßnahmen zur Bewältigung zu suchen. Doch auch weitere Organe beschäftigen sich mit diesem Thema. Am 01. April 2016 hat die Generalversammlung der Vereinten Nationen

---

[24] Vgl. https://www.gesundheit.gv.at/leben/ernaehrung/richtige-ernaehrung/ernaehrungsabhaengige-krankheiten [Zugriff 28.08.2019]
[25] Vgl. https://www.in-form.de/wissen/von-adipositas-bis-zoeliakie-wie-ernaehrung-krankheiten-beeinflusst/ [Zugriff 28.08.2019]
[26] Vgl. http://www.euro.who.int/de/health-topics/noncommunicable-diseases/pages/news/news/2011/09/healthy-nutrition-in-schools [Zugriff 28.08.2019]
[27] Vgl. https://www.in-form.de/wissen/von-adipositas-bis-zoeliakie-wie-ernaehrung-krankheiten-beeinflusst/ [Zugriff 28.08.2019]
[28] Vgl. https://www.gesundheit.gv.at/leben/ernaehrung/richtige-ernaehrung/ernaehrungsabhaengige-krankheiten [Zugriff 28.08.2019]
[29] Vgl. https://www.in-form.de/wissen/von-adipositas-bis-zoeliakie-wie-ernaehrung-krankheiten-beeinflusst/ [Zugriff 28.08.2019]
[30] Vgl. http://www.euro.who.int/de/about-us [Zugriff 19.08.2019]

in New York die „Dekade für Ernährung" mit der Laufzeit vom Jahr 2016 bis zum Jahr 2025 verabschiedet. Ziel dieser „Dekade für Ernährung" ist ebenfalls, das Thema Ernährung weltweit sichtbarer zu machen und Aufmerksamkeit für die Thematik zu erregen. Die Staaten sollen dafür sensibilisiert werden und angespornt werden weitere Anstrengungen in den Kampf gegen Mangelernährung zu investieren und Verantwortung zu übernehmen.[31] Die Bekämpfung der Mangelernährung in all ihren Formen ist weiter auch ein zentrales Ziel der Sustainable Development Goals – der nachhaltigen Entwicklungsziele - kurz SDGs - genannt. Diese kommen von den Vereinten Nationen. 139 Länder haben sich auf 17 nachhaltige Ziele als Zukunftsvertrag verständigt.[32] Die 17 Ziele für nachhaltige Entwicklung wurden in Anlehnung an die Millenniums-Entwicklungsziele - kurz MDGs - entworfen und traten am 01. Januar 2016 mit einer Laufzeit von 15 Jahren in Kraft. Den Hunger weltweit auszurotten, bis zum Jahr 2030, lautet ein zentrales Ziel. Der Unterschied zu den Millenniums-Entwicklungszielen ist, dass diese insbesondere den Entwicklungsländern galten. Die Sustainable Development Goals dagegen richten sich an alle Staaten der Welt. Es wird bei den Sustainable Development Goals im Bereich Ernährung darauf abgezielt, den Hunger in all seinen Formen zu beenden und die Mangelernährung zu besiegen. Der Zugang zu gesunden, nachhaltigen Lebensmitteln soll für jeden Menschen auf dieser Erde sichergestellt sein.[33] Die Ursachen für die Double Burden of Malnutrition sieht die Weltgesundheitsorganisation WHO in vielen verschiedenen Faktoren. Die bestehende Urbanisierung und Globalisierung, die signifikante Veränderung der Qualität und Quantität der menschlichen Ernährung und der Wandel der Ernährungskultur in den letzten Jahrzehnten sind die Hauptursachen. Da mehr als die Hälfte der Weltbevölkerung in städtischen Gebieten lebt, spielen die städtischen Systeme und die Stadtgestaltung eine sehr wichtige Rolle bei dem Ernährungszustand der Bevölkerung. Mit einer Erleichterung des Zugangs zu ungesunden und stark verarbeitenden Lebensmitteln, sowie Lebensmittelwerbung kann die Zahl der Übergewichtigen in einer Stadt steigen.[34] Die Qualität und Quantität der Lebensmittel, und die Art und Weise, wie diese produziert werden, haben einen großen Einfluss auf den Ernährungszustand einer Bevölkerung. In den letzten 50 Jahren sind die Portionsgrößen gewachsen, der Trend geht hin zu „To-Go-Snacks" – Zwischenmahlzeiten, die man im

---

[31] Vgl. https://www.bmel.de/DE/Landwirtschaft/Welternaehrung/_Texte/UN_Dekade_fuer_Ernaehrung2016_04.html [Zugriff 27.08.2019]

[32] Vgl. https://www.welthungerhilfe.de/informieren/themen/politik-veraendern/17-sustainable-development-goals-bis-2030/ [Zugriff 26.08.2019]

[33] Vgl. https://sustainabledevelopment.un.org/content/documents/1729tstissuesconceptual2.pdf [Zugriff 27.08.2019]

[34] Vgl. https://apps.who.int/iris/bitstream/handle/10665/148114/9789241564854_eng.pdf?sequence=1 [Zugriff 28.08.2019]

Gehen zu sich nehmen kann. Ernährung findet immer öfter nebenbei statt, anstatt bewusst erlebt zu werden. Parallel sind die Kosten für frische Produkte gestiegen, besonders in Ländern mit niedrigem und mittlerem Einkommen, in welche Lebemsmittel importiert werden.[35] Das sich in den letzten Jahrzehnten veränderte, vergrößerte und verbesserte Nahrungsangebot führte zu einem Anstieg der Bevölkerungsgröße und der Lebenserwartung – aber auch zu einem Anstieg von Übergewicht, Fettleibigkeit und ernährungsbedingten Erkrankungen.[36] Weltweit betrachtet betrifft Adipositas besonders die Länder mit höheren Einkommensgruppen.[37] Ernährungsmuster, Konsumverhalten und der durchschnittliche Energieverbrauch haben sich im Laufe der Zeit verändert.[38] Die Konsequenz: es leidet fast jeder Dritte weltweit an mindestens einer Form der Mangelernährung: an „stunting", „wasting", Unterernährung, Vitamin- und Mineralstoffmangel, Übergewicht oder ernährungsbedingten nicht übertragbaren Krankheiten.[39] Voraussetzung der Double Burden of Malnutrition, zu Deutsch „doppelte Belastung der Fehlernährung", ist wie der Begriff bereits verrät, dass zwei ernährungsbedingte Problematiken parallel vorliegen, zum Beispiel Übergewicht mit einem Vitamin- und Nährstoffmangel. Das Ganze kann über die Dauer des gesamten Lebens vorliegen oder nur für eine bestimmte, begrenzte Zeitdauer. Dies ist den Lebensumständen geschuldet. Die Double Burden of Malnutrition kann auch auf Haushaltebene auftreten. Zum Verständnis ein Beispiel: eine unterernährte Mutter hat ein übergewichtiges Kind im Haushalt. Beide Formen der Mangelernährung können nebeneinander in einem Haushalt existieren. Das Ganze lässt sich auch auf der Ebene einer Bevölkerung beobachten oder in einer geografischen Region. Unterernährung, Übergewicht, Fettleibigkeit, ernährungsbedingte Erkrankungen – all jene können in einem Land, einer Region, einer Gemeinschaft nebeneinander und zur gleichen Zeit existieren.[40] So auch in der Region der Europäischen Union. Es ist eine ganzheitliche Kombination aus biologischen, ökologischen und sozialen Verhaltensfaktoren aus der sich der Gewichtsstatus einer Bevölkerung ergibt. Bereiche, die allesamt wichtig zu betrachten sind, wenn man sich mit dem globalen Ausmaß der Double Burden of Malnutrition

---

[35] Vgl. https://apps.who.int/iris/bitstream/handle/10665/255413/WHO-NMH-NHD-17.3-eng.pdf?ua=1 [28.08.2019]
[36] Vgl. http://documents.worldbank.org/curated/en/905651468339879888/The-double-burden-of-malnutrition-a-review-of-global-evidence [Zugriff 28.08.2019]
[37] Vgl. https://apps.who.int/iris/bitstream/handle/10665/148114/9789241564854_eng.pdf?sequence=1 [28.08.2019]
[38] Vgl. https://apps.who.int/iris/bitstream/handle/10665/148114/9789241564854_eng.pdf?sequence=1 [Zugriff 28.08.2019]
[39] Vgl. https://apps.who.int/iris/bitstream/handle/10665/255413/WHO-NMH-NHD-17.3-eng.pdf?ua=1 [Zugriff 28.08.2019]
[40] Vgl. https://apps.who.int/iris/bitstream/handle/10665/255413/WHO-NMH-NHD-17.3-eng.pdf?ua=1 [Zugriff 28.08.2019]

beschäftigt.[41] Es ist essentiell, diese Thematik immer stärker in den Fokus zu bringen, den die Bekämpfung der Double Burden of Malnutrition ist unerlässlich für eine nachhaltige, gesunde Entwicklung der Menschen. Die individuelle Ernährung ist entscheidend für die Gesundheit und demzufolge auch für die Leistungsfähigkeit eines Menschen. An der Leistungsfähigkeit eines jeden Einzelnen hängt auch die wirtschaftliche Entwicklung eines Landes. Eine gesunde Ernährung und Versorgung mit allen wichtigen Mikronährstoffen fördert die Gesundheit von werdenden Müttern, Säuglingen und Kindern; stärkt das Immunsystem und reduziert das Risiko zu erkranken.[42]

3. Double Burden of Malnutrition in den Ländern der Europäischen Union

Die „doppelte Belastung der Fehlernährung" ist ein Problem, welches die meisten Europäischen Bürger wohl eher in Zusammenhang mit den Entwicklungsländern setzen. Doch auch in der Region der Europäischen Union ist Double Burden of Malnutrition eine nicht unbekannte Problematik, die es zu bekämpfen gilt. Die Europäische Union ist ein Staatenverbund von mittlerweile 28 Ländern in Europa. Die Länder der Europäischen Union haben sich zusammengetan um Frieden dauerhaft zu sichern und zusammenzuarbeiten um gemeinsame Ziele zu erreichen. Ziele der Europäischen Union sind zum Beispiel: die Förderung des Friedens; Freiheit, Sicherheit und Rechtsstaatlichkeit ohne Binnengrenzen; eine nachhaltige Entwicklung; Preisstabilität; eine wettbewerbsfähige Marktwirtschaft mit Vollbeschäftigung; Schutz der Umwelt; Eindämmung sozialer Ungerechtigkeit und Diskriminierung; die Förderung wissenschaftlichen und technologischen Fortschritts und die Gründung einer Wirtschafts- und Währungsunion. Dabei teilen alle Mitgliedsstaaten der Europäischen Union die gleichen Werte wie: unantastbare Würde des Menschen; Freiheit, innerhalb der Europäischen Union zu reisen und seinen Wohnsitz zu wählen; Demokratie; Gleichstellung aller Bürgerinnen und Bürger und die Wahrung der Menschenrechte.[43] Gesundheit und die Bekämpfung von Mangelernährung sind ebenfalls zentrale Ziele der Europäischen Union. Die Europäische Union unterstützt die einzelnen Länder bei der Verwirklichung der gemeinsamen Ziele. Hierfür erlässt die Europäische Union Rechtsvorschriften, Normen und startet Projekte im Bereich Gesundheit und Ernährung.[44]

---

[41] Vgl. https://apps.who.int/iris/bitstream/handle/10665/148114/9789241564854_eng.pdf?sequence=1 [Zugriff 28.08.2019]
[42] Vgl. https://apps.who.int/iris/bitstream/handle/10665/255413/WHO-NMH-NHD-17.3-eng.pdf?ua=1 [Zugriff 28.08.2019]
[43] Vgl. https://europa.eu/european-union/about-eu/eu-in-brief_de [Zugriff 28.08.2019]
[44] Vgl. https://europa.eu/european-union/topics/health_de [Zugriff 28.08.2019]

Alle Mitgliedsstaaten der Europäischen Union sind beispielsweise dazu verpflichtet einen Beitrag für die Erreichung der Sustainable Development Goals zu leisten, bei der auch die Bekämpfung der Mangelernährung auf der Agenda steht. Ebenso verhält es sich natürlich auch bei weiteren Zielsetzungen und Projekten. Warum ausgerechnet die Bekämpfung der Mangelernährung ein wichtiges Ziel der Europäischen Mitgliedsstaaten ist, liegt auf der Hand. Eine Mangelernährung bzw. sogar eine doppelte Belastung durch Fehl-/Mangelernährung hat schwerwiegende, negative wirtschaftliche Auswirkungen auf Einzelpersonen und darum auch auf die Bevölkerung eines Landes. Die Double Burden of Malnutrition schadet der Gesundheit und dies führt schlussendlich zu höheren Gesundheitsausgaben, reduziert die Produktivität und verlangsamt das Wirtschaftswachstum. Mit einer zunehmenden Belastung durch Fehlernährung und deren Folgen nimmt auch die wirtschaftliche Belastung für ein Land zu. Um erhebliche Kosten für den öffentlichen Gesundheitssektor zu minimieren, stellt es eine wichtige Herausforderung dar, gegen Double Burden of Malnutrition und seine Bestandteile anzukämpfen und aktiv zu handeln. Besonders Adipositas stellt in der gesamten Europäischen Region ein großes, zentrales Problem dar. Adipositas ist selbst bei Kindern schon besorgniserregend häufig verbreitet.[45] Da es sich bei der Double Burden of Malnutrition aber immer um eine doppelte Belastung handelt, ist es von großer Wichtigkeit, dass verschiedene Akteure vermehrt zusammenarbeiten. Dies stellt auch eine politische Herausforderung dar. Ernährung rückt immer stärker in den Fokus und die Thematik erfordert neue, innovative Strategien. Maßnahmen zur Erreichung einer optimalen, gesunden und ausgewogenen Ernährung sind für die Europäische Union also von ausgesprochen großer Bedeutung.[46] Die Double Burden of Malnutrition bietet zudem die Chance, gleich mehrere Problematiken auf einmal anzupacken. Es wird sowohl gegen Unterernährung in all ihren Formen angekämpft, als auch gegen Übergewicht, Fettleibigkeit und ernährungsbedingte Erkrankungen. Beispiele für Maßnahmen wären Programme zur Förderung einer gesunden Ernährung in Vorschulen, Schulen und am Arbeitsplatz; Maßnahmen zur Verbesserung der Ernährungssicherheit und die Gewährleistung des Zugangs zu gesunden Lebensmitteln für alle Menschen und Familien.[47] Im Folgenden wird die Double Burden of Malnutrition in zwei Ländern der

---

[45] Vgl. http://www.euro.who.int/de/media-centre/sections/press-releases/2013/07/health-ministers-call-for-action-to-combat-diet-related-noncommunicable-diseases [Zugriff 28.08.2019]
[46] Vgl. https://apps.who.int/iris/bitstream/handle/10665/255413/WHO-NMH-NHD-17.3-eng.pdf?ua=1 [Zugriff 28.08.2019]
[47] Vgl. https://apps.who.int/iris/bitstream/handle/10665/255413/WHO-NMH-NHD-17.3-eng.pdf?ua=1 [Zugriff 28.08.2019]

Europäischen Union beleuchtet: in Deutschland und Belgien – stellvertretend für die Mitgliedsstaaten der Europäischen Union.

3.1. Double Burden of Malnutrition in Deutschland

Double Burden of Malnutrition rückt immer stärker in den Fokus der europäischen Politik, so auch in Deutschland. Vom 27. Februar bis zum 01. März 2019 fand an der Universität Hohenheim in Stuttgart der vierte Internationale Kongress zum Hidden Hunger statt. Ernährungswissenschaftler, Ökonomen, Soziologen, politische Entscheidungsträger und Vertreter von Nichtregierungsorganisationen diskutierten und suchten nach Erkenntnissen, Ursachen und Maßnahmen im Kampf gegen die Double Burden of Malnutrition. In Deutschland tritt der Hidden Hunger, also der verborgene Hunger, bereits bei 15 Prozent der Kinder und Jugendlichen auf. Von diesen 15 Prozent werden rund 6 Prozent als fettleibig eingestuft. Besonders betroffen sind Kinder aus sozial schwächeren Familien.[48] Laut dem Global Nutrition Report aus dem Jahre 2018 ist Deutschland besonders von Übergewicht und Fettleibigkeit, aber nicht von Unterernährung betroffen.[49] Die meisten Deutschen liegen mit ihrem Body-Mass-Index im Normalbereich[50], doch auch parallel zum Normalgewicht kann beispielsweise ein Vitaminmangel vorliegen. Darum richten sich Maßnahmen gegen verborgenen Hunger und die doppelte Belastung der Fehlernährung an jeden einzelnen. Um dem ganzen entgegenzuwirken, wird auf zielgerichtete Aufklärungsarbeit gesetzt, beispielsweise durch das Bundeszentrum für Ernährung. Das Bundesministerium für wirtschaftliche Zusammenarbeit und Entwicklung investiert jährlich rund 1,5 Milliarden Euro in Ernährungssicherung und die Stärkung der ländlichen Entwicklung. Hierbei unterstützen sie auch Partnerländer, die von Hunger und Mangelernährung betroffen sind.[51] Das Bundesministerium für wirtschaftliche Zusammenarbeit und Entwicklung hat ferner die Sonderinitiative „EINEWELT ohne Hunger" im Jahr 2014 ins Leben gerufen. Unterstützt wird Deutschland hierbei von den G7-Staaten. Gemeinsam haben die Länder sich zum Ziel gesetzt, bis zum Jahr 2030 ein Sustainable Development Goal zu erreichen und Menschen von Hunger und Mangelernährung zu befreien.[52] Weitere politische Maßnahmen zur Bekämpfung der

---

[48] Vgl. https://www.ble.de/SharedDocs/Pressemitteilungen/DE/2019/190301_HiddenHunger.html [Zugriff 29.08.2019]
[49] Vgl. https://globalnutritionreport.org/nutrition-profiles/europe/western-europe/germany/ [Zugriff 28.08.2019]
[50] Vgl. http://apps.who.int/nutrition/landscape/report.aspx?iso=deu [Zugriff 30.08.2019]
[51] Vgl. https://www.bmz.de/de/themen/ernaehrung/01_einewelt_ohne_hunger/index.html [Zugriff 29.08.2019]
[52] Vgl. http://www.bmz.de/de/zentrales_downloadarchiv/gruene_woche_2018/BMZ_Factsheet_Hunger_in_der_Welt.pdf [30.08.2019]

Double Burden of Malnutrition sind beispielsweise die Stärkung der lokalen Nahrungsmittelproduktion und -verarbeitung, sowie die Förderung von regionalen Bauern. Weiter werden Gesundheitssysteme gestärkt und Maßnahmen im Bereich Ernährung entwickelt. Es gibt ferner Maßnahmen zur Überprüfung, Aktualisierung und Stärkung von nationalen Strategien zur Entwicklung und Anpassung internationaler Leitlinien für gesunde Ernährung. Doch ganz nach dem Motto „vorbeugen ist besser als heilen" sollte das Augenmerk immer auch auf die Prävention gelegt werden.

3.2.   Double Burden of Malnutrition in Belgien

Brüssel, als Hauptstadt Belgiens und als Hauptsitz der Europäischen Union, ist symbolisch das Herz Europas. Die Statistiken zum Gewichtsstatus der Bevölkerung sehen ähnlich wie in Deutschland aus. Belgien ist eher von der Problematik des Übergewichtes und der Fettleibigkeit betroffen, als von Unterernährung. Dass Übergewicht und Fettleibigkeit Erkrankungen nach sich ziehen, wurde in der vorliegen Seminararbeit bereits erörtert. Es ist darum nur nachvollziehbar, dass Belgiens Bevölkerung begleitend zum Übergewicht auch an ernährungsabhängigen Krankheiten leidet.[53] Die Länder der Europäischen Region unterscheiden sich darin alle nur minimal. Dies liegt auch daran, dass die Europäische Union Maßnahmen für alle Mitgliedsstaaten erlässt und gemeinsame Strategien zur Bekämpfung von Mangel- und Fehlernährung entwickelt. Auch Belgien beteiligt sich an der Umsetzung der Sustainable Development Goals, in der es Ziel ist den Hunger bis 2030 zu beenden und Mangelernährung in all seinen Formen zu beseitigen.[54]

4. Fazit

Nach auseinandersetzen mit der Thematik der Double Burden of Malnutrition, erscheint dieses Thema der Autorin gar nicht mehr so weit weg, wie mit Beginn der Seminararbeit vermutet. Die Double Burden of Malnutrition ist ein Vitamin- und Nährstoffmangel kombiniert mit Unterernährung, Übergewicht, Fettleibigkeit oder ernährungsbedingten nicht übertragbaren Krankheiten[55] und findet sich in allen Ländern dieser Welt – auch in Deutschland und allen anderen Ländern der Europäischen Union. Ein nicht zu unterschätzender Teil der Menschen ist betroffen und es schadet nicht sich selbst zu

[53] Vgl. https://www.who.int/nmh/countries/bel_en.pdf [Zugriff 30.08.2019]
[54] Vgl. https://www.sdgs.be/fr/sdgs/2-faim-zero [Zugriff 30.08.2019]
[55] Vgl. https://apps.who.int/iris/bitstream/handle/10665/255413/WHO-NMH-NHD-17.3-eng.pdf?ua=1, S. 1 [Zugriff 08.08.2019]

hinterfragen, ob man betroffen sein könnte oder ein Risiko darstellt. Es wird Zeit, für Politik und jedes einzelne Individuum, sich mit dieser wichtigen Thematik auseinander zu setzen. Double Burden of Malnutrition ist nicht nur ein Risiko für die Gesundheit eines Einzelnen, sondern auch ein Risiko für unsere Gesellschaft. Erkrankungen und eine geminderte Leistungsfähigkeit führen zu höheren Gesundheitsausgaben und somit auch zu einer wirtschaftlichen Problematik. Die Staaten haben es sich zum Auftrag gemacht, den Hunger weltweit, besonders in Risiko- und Krisengebieten, zu beenden. Doch auch in Ländern, wie in denen der Europäischen Union, wo ein Überfluss an Nahrungsmitteln herrscht, ist es wichtig auf Aufklärungsarbeit zu setzen und jeden Einzelnen anzusprechen. Der Mensch ist ein Gewohnheitstier und Ernährungsmuster sind nichts weiter als antrainierte Gewohnheiten, die es zu hinterfragen gilt. Die richtige Ernährung senkt das persönliche Risiko und ist – in unserer europäischen Region – eine Thematik, die man selbst in der Hand hat. Jeder ist seines Glückes Schmied und Herr über seinen Körper und seine Gesundheit. Es ist Zeit seine Ernährungsmuster und sein Verhalten im Zusammenhang zu seiner Gesundheit zu überdenken – besser heute, als morgen.

Literaturverzeichnis

Bücher

Scherrer, Viktoria; Aspalter, Rosa (Übergewicht, 2006): Übergewicht als politische Herausforderung, 1. Auflage, Wien: Springer-Verlag

Pirlich, Matthias (Mangelernährung, 2004): Was ist Mangelernährung?, 1. Auflage, Wien: Springer-Verlag

Internetquellen

Empirische Forschung in den Sozialwissenschaften (Induktives Verfahren, 2012): Induktives Verfahren in der empirischen Forschung, https://www.univie.ac.at/sowi-online/esowi/cp/methodologiesowi/methodologiesowi-14.html [Zugriff 08.08.2019]

WHO (double burden of malnutrition, 2017): The double burden of malnutrition, https://apps.who.int/iris/bitstream/handle/10665/255413/WHO-NMH-NHD-17.3-eng.pdf?ua=1 [Zugriff 08.08.2019]

WHO Europa (Übergewicht Europäische Region, 2017): Welt-Adipositas-Tag: Adipositas und ihre Folgen für die Gesellschaft, http://www.euro.who.int/de/health-topics/noncommunicable-diseases/obesity/news/news/2017/10/world-obesity-day-understanding-the-social-consequences-of-obesity [Zugriff 17.08.2019]

Assmann Stiftung (Hidden Hunger, 2014): Verborgener Hunger (Hidden Hunger) – ein Problem nicht nur in Entwicklungsländern, https://www.assmann-stiftung.de/verborgener-hunger-hidden-hunger-ein-problem-nicht-nur-entwicklungslaendern-73/ [Zugriff 18.08.2019]

Stiftung Gesundheitswissen (Nährstoffe, 2019): Welche Nährstoffe braucht der Körper?, https://www.stiftung-gesundheitswissen.de/gesundes.-leben/ernaehrung-lebensweise/welche-naehrstoffe-braucht-der-koerper [Zugriff 18.08.2019]

Chemie.de (Vitamine, 2019): Vitamine, https://www.chemie.de/lexikon/Vitamine.html [Zugriff 18.08.2019]

Wissenschaft.de (Mineralstoffe, Spurenelemente, 2015): Was sind Mineralstoffe und Spurenelemente?, https://www.wissenschaft.de/magazin/bdw-redaktion/was-sind-mineralstoffe-und-spurenelemente/ [Zugriff 18.08.2019]

Jopp Online (Mangel, 2019): Risikofaktor Vitaminmangel, https://www.jopp-online.com/pdf/Einleitung%20und%20Inhalt%20Vitamin%20buch.pdf [Zugriff 18.08.2019]

Das Hunger Projekt (Mangelernährung, 2019): Chronischer Hunger, https://das-hunger-projekt.de/informieren/hintergruende/chronischer-hunger/?gclid=EAIaIQobChMIz4jdhe-M5AIVRFXTCh13Pg-iEAAYASAAEgLMBPD_BwE [Zugriff 18.08.2019]

WHO (WHO, 2019): Das Regionalbüro stellt sich vor, http://www.euro.who.int/de/about-us [Zugriff 19.08.2019]

Naturheilzentrum Nürnberg (Jod, 2019): Jod, https://www.naturheilzentrum-nuernberg.de/lexikon/j/jod/ [Zugriff 26.08.2019]

Welthungerhilfe (SDGs, 2019): 17 Ziele für eine nachhaltige Zukunft, https://www.welthungerhilfe.de/informieren/themen/politik-veraendern/17-sustainable-development-goals-bis-2030/ [Zugriff 26.08.2019]

WHO (Mangelernährung, 2016): What is malnutrition?, https://www.who.int/features/qa/malnutrition/en/ [Zugriff 26.08.2019]

WHO (Mangelernährung, 2018): Malnutrition, https://www.who.int/en/news-room/fact-sheets/detail/malnutrition [Zugriff 26.08.2019]

Bundesministerium für Ernährung und Landwirtschaft (Dekade der Ernährung, 2016): Vereinte Nationen beschließen „Dekade der Ernährung", https://www.bmel.de/DE/Landwirtschaft/Welternaehrung/_Texte/UN_Dekade_fuer_Ernaehrung2016_04.html [Zugriff 27.08.2019]

TST Issues Brief (SDGs, 2016): TST Issues Brief: CONCEPTUAL ISSUES, https://sustainabledevelopment.un.org/content/documents/1729tstissuesconceptual2.pdf [Zugriff 27.08.2019]

WHO (Unterernährung, 2018): Malnutrition, https://www.who.int/en/news-room/fact-sheets/detail/malnutrition [Zugriff 28.08.2019]

Global Nutrition Report (Unterernährung, 2019): About malnutrition, https://globalnutritionreport.org/about-malnutrition/ [Zugriff 28.08.2019]

Deutsche Adipositas Gesellschaft (BMI, 2019): Definition Body-Mass-Index, https://www.adipositas-gesellschaft.de/index.php?id=39 [Zugriff 28.08.2019]

WHO (Veränderung Ernährungskultur, 2014): Global status report on noncommunicable diseases 2014, https://apps.who.int/iris/bitstream/handle/10665/148114/9789241564854_eng.pdf?sequence=1 [Zugriff 28.08.2019]

The World Bank (Double Burden of Malnutrition, 2012): http://documents.worldbank.org/curated/en/905651468339879888/The-double-burden-of-malnutrition-a-review-of-global-evidence [Zugriff 28.08.2019]

Europa.eu (Europäische Union, 2019): Förderung des Gesundheitswesens in Europa, https://europa.eu/european-union/topics/health_de [Zugriff 28.08.2019]

Europa.eu (Europäische Union, 2019): Ziele und Werte der EU, https://europa.eu/european-union/about-eu/eu-in-brief_de [Zugriff 28.08.2019]

Global Nutrition Report (Deutschland, 2019): Germany, https://globalnutritionreport.org/nutrition-profiles/europe/western-europe/germany/ [Zugriff 28.08.2019]

WHO Europa (Ernährungsbedingte nicht übertragbare Krankheiten bei Kindern, 2011): Gesunde Ernährung in der Schule, http://www.euro.who.int/de/health-topics/noncommunicable-diseases/pages/news/news/2011/09/healthy-nutrition-in-schools [Zugriff 28.08.2019]

WHO Europa (Adipositas in der Europäischen Region, 2013): Gesundheitsminister fordern Handlung gegen ernährungsbedingte nichtübertragbare Krankheiten, http://www.euro.who.int/de/media-centre/sections/press-releases/2013/07/health-ministers-call-for-action-to-combat-diet-related-noncommunicable-diseases [Zugriff 28.08.2019]

Öffentliches Gesundheitsportal Österreichs (Ernährungsbedingte Krankheiten, 2019): Ernährungsabhängige Krankheiten, https://www.gesundheit.gv.at/leben/ernaehrung/richtige-ernaehrung/ernaehrungsabhaengige-krankheiten [Zugriff 28.08.2019]

In Form – Deutschlands Initiative für gesunde Ernährung und mehr Bewegung (Diabetes mellitus Typ 2, 2019): Von Adipositas bis Zöliakie - wie Ernährung Krankheiten beeinflusst, https://www.in-form.de/wissen/von-adipositas-bis-zoeliakie-wie-ernaehrung-krankheiten-beeinflusst/ [Zugriff 28.08.2019]

Bundesanstalt für Landwirtschaft und Ernährung (Hidden Hunger in Deutschland, 2019): „Hidden Hunger"-Kongress: Wie gelingt ein Leben ohne Unter- und Fehlernährung?, https://www.ble.de/SharedDocs/Pressemitteilungen/DE/2019/190301_HiddenHunger.html [Zugriff 29.08.2019]

Bundesministerium für wirtschaftliche Zusammenarbeit und Entwicklung (Bekämpfung Mangelernährung, 2019): EINEWELT ohne Hunger ist möglich, https://www.bmz.de/de/themen/ernaehrung/01_einewelt_ohne_hunger/index.html [Zugriff 29.08.2019]

WHO (Ernährungsstatistik Deutschland, 2019): Nutrition Landscape Information System Country Profile: Germany, http://apps.who.int/nutrition/landscape/report.aspx?iso=deu [Zugriff 30.08.2019]

WHO (Belgien, 2014): NCD country profile 2014: Belgium, https://www.who.int/nmh/countries/bel_en.pdf [Zugriff 30.08.2019]

SDGs.be (Belgien, 2019): 2. Faim „Zero", https://www.sdgs.be/fr/sdgs/2-faim-zero [Zugriff 30.08.2019]

Bundesministerium für wirtschaftliche Zusammenarbeit und Entwicklung (EINEWELT ohne Hunger, 2019): Sonderinitiative EINEWELT ohne Hunger, http://www.bmz.de/de/zentrales_downloadarchiv/gruene_woche_2018/BMZ_Factsheet_Hunger_in_der_Welt.pdf [Zugriff 30.08.2019]

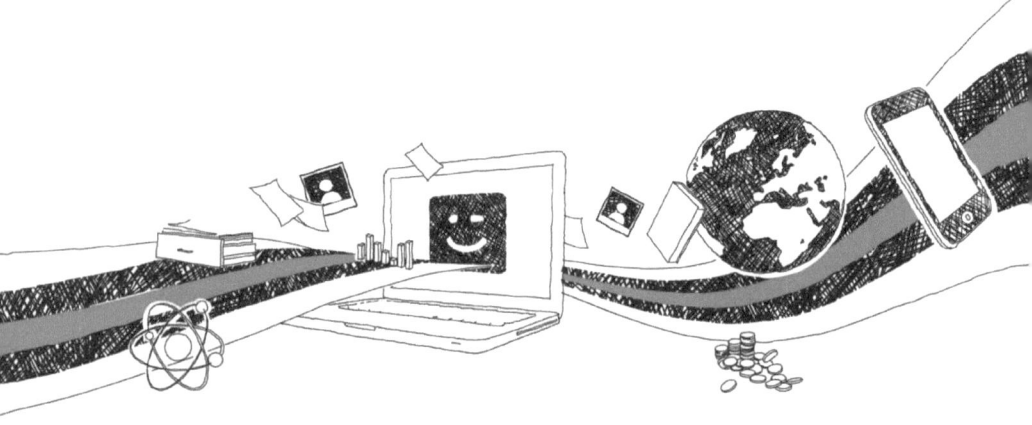
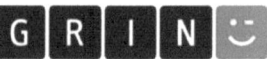